Newborn Log Book

FOR EXPECTING MOMS

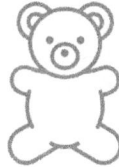 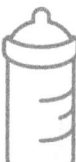 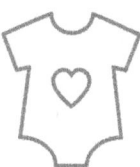

THIS BOOK BELONGS TO

_____

_____

Dedication

This Baby Log Book is dedicated to all the wonderful new moms who want to track and log the health and care of their baby.

You are my inspiration for producing this book and I'm honored to be a part of your baby's care and growth as well your self care and well-being.

How to Use this Book

This Baby Log Book will help you monitor baby's progress by recording baby's daily activities. This easy to use logbook will help you track feeding and sleeping times, diaper changes, milestones and much more.

Here are examples of daily tracking, checklists and prompts for you to fill in and write about your experience:

1. **Important Contact Information** - Fill in personal, medical and emergency information.

2. **Diaper Bag Checklist** - Handy list for outings with baby.

3. **Schedule** - Doctor appointments.

4. **Schedule** - Immunizations

5. **Growth** - Track baby's growth- log date, weight, length, head circumference and percentile.

6. **Baby Milestones** - Record date, age, milestones and notes.

7. **Baby Care Log** - Track diaper changes, feeding, sleeping and tummy time.

8. **Mom's Self Care** - Record notes morning, afternoon and evening- Taking care of your mind, body and soul.

Important Contacts

personal contacts
PARENTS
MOM
DAD
GRANDPARENTS
GRANDMA
GRANDPA
OTHER

medical
DOCTOR
NURSE
OTHER

emergency numbers
EMERGENCY ROOM
POLICE DEPARTMENT
FIRE DEPARMENT

Diaper Bag Checklist

diaper care

- ☐ DIAPERS
- ☐ DIAPER WIPES
- ☐ CHANGING PAD
- ☐ DIAPER CREAM
- ☐ WET BAG
- ☐
- ☐

for baby

- ☐ PACIFIER
- ☐ TOYS/RATTLE
- ☐ TEETHING TOY
- ☐ FOOD/SNACKS
- ☐ BOTTLES/NIPPLES
- ☐ BURP CLOTH
- ☐ BIBS
- ☐ BLANKET/SWADDLE
- ☐ HAT

for mom

- ☐ KEYS
- ☐ PHONE
- ☐ WALLET
- ☐ HAND SANITIZER
- ☐ WATER
- ☐ SUNGLASSES
- ☐ CHAP STICK
- ☐ EXTRA CLOTHES
- ☐ HAIR TIE
- ☐

other essentials

- ☐ MEDICATIONS
- ☐ SUNSCREEN
- ☐ BAND-AIDS
- ☐ TISSUES
- ☐ NAIL CLIPPERS
- ☐
- ☐
- ☐

Doctor Appointments

DATE	DOCTOR	REASON	FOLLOW UP

Doctor Appointments

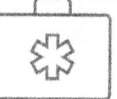

DATE	DOCTOR	REASON	FOLLOW UP

Doctor Appointments

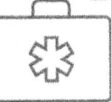

DATE	DOCTOR	REASON	FOLLOW UP

Immunizations

DATE	DOCTOR	IMMUNIZATION

Growth

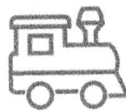 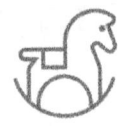

DATE	WEIGHT- lbs. & ounces	LENGTH- inches	HEAD- circumference	PERCENTILE

Baby Milestones

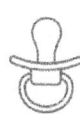 

DATE	AGE	MILESTONES	NOTES

Baby Milestones

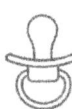

DATE	AGE	MILESTONES	NOTES

Baby Care Log

diaper log   date _____   sleep log

TIME	AM/PM	PEE	POO	NOTES
:		○	○	
:		○	○	
:		○	○	
:		○	○	
:		○	○	
:		○	○	
:		○	○	
:		○	○	
:		○	○	
:		○	○	
:		○	○	
:		○	○	
:		○	○	
:		○	○	
:		○	○	
:		○	○	

TIME	AM/PM	LENGTH
:		
:		
:		
:		
:		
:		
:		
:		
:		
:		
:		

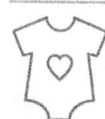 tummy time

○ ○ ○ ○ ○

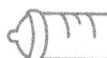 feeding log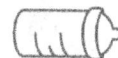

TIME	AM/PM	L	R	B	AMOUNT	TIME	AM/PM	L	R	B	AMOUNT
:		○	○	○		:		○	○	○	
:		○	○	○		:		○	○	○	
:		○	○	○		:		○	○	○	
:		○	○	○		:		○	○	○	
:		○	○	○		:		○	○	○	
:		○	○	○		:		○	○	○	
:		○	○	○		:		○	○	○	
:		○	○	○		:		○	○	○	
:		○	○	○		:		○	○	○	
:		○	○	○		:		○	○	○	
:		○	○	○		:		○	○	○	
:		○	○	○		:		○	○	○	

Baby Care Log

diaper log date _____ sleep log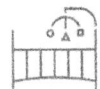

TIME	AM/PM	PEE	POO	NOTES
:		○	○	
:		○	○	
:		○	○	
:		○	○	
:		○	○	
:		○	○	
:		○	○	
:		○	○	
:		○	○	
:		○	○	
:		○	○	
:		○	○	
:		○	○	
:		○	○	
:		○	○	

TIME	AM/PM	LENGTH
:		
:		
:		
:		
:		
:		
:		
:		
:		
:		

tummy time
○ ○ ○ ○ ○

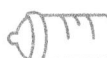 feeding log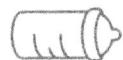

TIME	AM/PM	L	R	B	AMOUNT	TIME	AM/PM	L	R	B	AMOUNT
:		○	○	○		:		○	○	○	
:		○	○	○		:		○	○	○	
:		○	○	○		:		○	○	○	
:		○	○	○		:		○	○	○	
:		○	○	○		:		○	○	○	
:		○	○	○		:		○	○	○	
:		○	○	○		:		○	○	○	
:		○	○	○		:		○	○	○	
:		○	○	○		:		○	○	○	
:		○	○	○		:		○	○	○	

Baby Care Log

diaper log date _____ sleep log

TIME	AM/PM	PEE	POO	NOTES
:		○	○	
:		○	○	
:		○	○	
:		○	○	
:		○	○	
:		○	○	
:		○	○	
:		○	○	
:		○	○	
:		○	○	
:		○	○	
:		○	○	
:		○	○	
:		○	○	
:		○	○	
:		○	○	

TIME	AM/PM	LENGTH
:		
:		
:		
:		
:		
:		
:		
:		
:		
:		
:		
:		

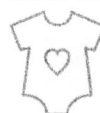 **tummy time**

○ ○ ○ ○ ○

feeding log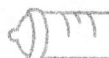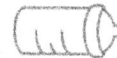

TIME	AM/PM	L	R	B	AMOUNT	TIME	AM/PM	L	R	B	AMOUNT
:		○	○	○		:		○	○	○	
:		○	○	○		:		○	○	○	
:		○	○	○		:		○	○	○	
:		○	○	○		:		○	○	○	
:		○	○	○		:		○	○	○	
:		○	○	○		:		○	○	○	
:		○	○	○		:		○	○	○	
:		○	○	○		:		○	○	○	
:		○	○	○		:		○	○	○	
:		○	○	○		:		○	○	○	
:		○	○	○		:		○	○	○	

Baby Care Log

diaper log   date _____   sleep log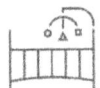

TIME	AM/PM	PEE	POO	NOTES
:		○	○	
:		○	○	
:		○	○	
:		○	○	
:		○	○	
:		○	○	
:		○	○	
:		○	○	
:		○	○	
:		○	○	
:		○	○	
:		○	○	
:		○	○	
:		○	○	
:		○	○	

TIME	AM/PM	LENGTH
:		
:		
:		
:		
:		
:		
:		
:		
:		
:		
:		

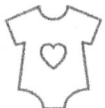 tummy time

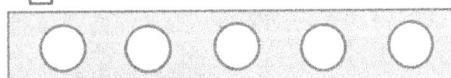

feeding log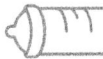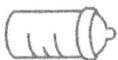

TIME	AM/PM	L	R	B	AMOUNT	TIME	AM/PM	L	R	B	AMOUNT
:		○	○	○		:		○	○	○	
:		○	○	○		:		○	○	○	
:		○	○	○		:		○	○	○	
:		○	○	○		:		○	○	○	
:		○	○	○		:		○	○	○	
:		○	○	○		:		○	○	○	
:		○	○	○		:		○	○	○	
:		○	○	○		:		○	○	○	
:		○	○	○		:		○	○	○	
:		○	○	○		:		○	○	○	
:		○	○	○		:		○	○	○	

Baby Care Log

diaper log   date _____   sleep log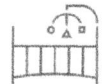

TIME	AM/PM	PEE	POO	NOTES
:		○	○	
:		○	○	
:		○	○	
:		○	○	
:		○	○	
:		○	○	
:		○	○	
:		○	○	
:		○	○	
:		○	○	
:		○	○	
:		○	○	
:		○	○	
:		○	○	
:		○	○	

TIME	AM/PM	LENGTH
:		
:		
:		
:		
:		
:		
:		
:		
:		
:		
:		
:		

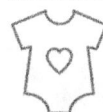 tummy time

○ ○ ○ ○ ○

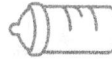 feeding log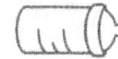

TIME	AM/PM	L	R	B	AMOUNT	TIME	AM/PM	L	R	B	AMOUNT
:		○	○	○		:		○	○	○	
:		○	○	○		:		○	○	○	
:		○	○	○		:		○	○	○	
:		○	○	○		:		○	○	○	
:		○	○	○		:		○	○	○	
:		○	○	○		:		○	○	○	
:		○	○	○		:		○	○	○	
:		○	○	○		:		○	○	○	
:		○	○	○		:		○	○	○	
:		○	○	○		:		○	○	○	
:		○	○	○		:		○	○	○	

Baby Care Log

diaper log   date _____   sleep log

TIME	AM/PM	PEE	POO	NOTES
:		○	○	
:		○	○	
:		○	○	
:		○	○	
:		○	○	
:		○	○	
:		○	○	
:		○	○	
:		○	○	
:		○	○	
:		○	○	
:		○	○	
:		○	○	

TIME	AM/PM	LENGTH
:		
:		
:		
:		
:		
:		
:		
:		
:		
:		

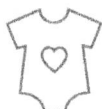 tummy time

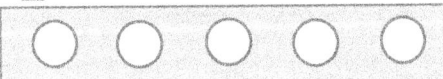

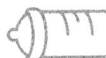 feeding log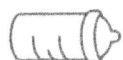

TIME	AM/PM	L	R	B	AMOUNT	TIME	AM/PM	L	R	B	AMOUNT
:		○	○	○		:		○	○	○	
:		○	○	○		:		○	○	○	
:		○	○	○		:		○	○	○	
:		○	○	○		:		○	○	○	
:		○	○	○		:		○	○	○	
:		○	○	○		:		○	○	○	
:		○	○	○		:		○	○	○	
:		○	○	○		:		○	○	○	
:		○	○	○		:		○	○	○	
:		○	○	○		:		○	○	○	
:		○	○	○		:		○	○	○	

Baby Care Log

diaper log   date _____   sleep log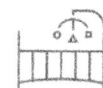

TIME	AM/PM	PEE	POO	NOTES
:		○	○	
:		○	○	
:		○	○	
:		○	○	
:		○	○	
:		○	○	
:		○	○	
:		○	○	
:		○	○	
:		○	○	
:		○	○	
:		○	○	
:		○	○	
:		○	○	
:		○	○	
:		○	○	

TIME	AM/PM	LENGTH
:		
:		
:		
:		
:		
:		
:		
:		
:		
:		
:		
:		

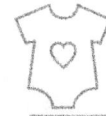 tummy time

○ ○ ○ ○ ○

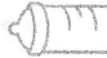 feeding log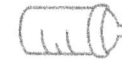

TIME	AM/PM	L	R	B	AMOUNT	TIME	AM/PM	L	R	B	AMOUNT
:		○	○	○		:		○	○	○	
:		○	○	○		:		○	○	○	
:		○	○	○		:		○	○	○	
:		○	○	○		:		○	○	○	
:		○	○	○		:		○	○	○	
:		○	○	○		:		○	○	○	
:		○	○	○		:		○	○	○	
:		○	○	○		:		○	○	○	
:		○	○	○		:		○	○	○	
:		○	○	○		:		○	○	○	
:		○	○	○		:		○	○	○	

Baby Care Log

diaper log   date _____   sleep log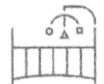

TIME	AM/PM	PEE	POO	NOTES
:		○	○	
:		○	○	
:		○	○	
:		○	○	
:		○	○	
:		○	○	
:		○	○	
:		○	○	
:		○	○	
:		○	○	
:		○	○	
:		○	○	
:		○	○	
:		○	○	
:		○	○	
:		○	○	

TIME	AM/PM	LENGTH
:		
:		
:		
:		
:		
:		
:		
:		
:		
:		
:		

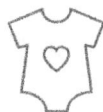 **tummy time**

○ ○ ○ ○ ○

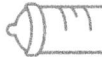 feeding log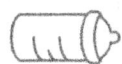

TIME	AM/PM	L	R	B	AMOUNT	TIME	AM/PM	L	R	B	AMOUNT
:		○	○	○		:		○	○	○	
:		○	○	○		:		○	○	○	
:		○	○	○		:		○	○	○	
:		○	○	○		:		○	○	○	
:		○	○	○		:		○	○	○	
:		○	○	○		:		○	○	○	
:		○	○	○		:		○	○	○	
:		○	○	○		:		○	○	○	
:		○	○	○		:		○	○	○	
:		○	○	○		:		○	○	○	

Baby Care Log

diaper log date _____ sleep log

TIME	AM/PM	PEE	POO	NOTES
:		○	○	
:		○	○	
:		○	○	
:		○	○	
:		○	○	
:		○	○	
:		○	○	
:		○	○	
:		○	○	
:		○	○	
:		○	○	
:		○	○	
:		○	○	
:		○	○	
:		○	○	
:		○	○	

TIME	AM/PM	LENGTH
:		
:		
:		
:		
:		
:		
:		
:		
:		
:		
:		
:		

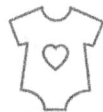 tummy time

○ ○ ○ ○ ○

feeding log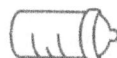

TIME	AM/PM	L	R	B	AMOUNT	TIME	AM/PM	L	R	B	AMOUNT
:		○	○	○		:		○	○	○	
:		○	○	○		:		○	○	○	
:		○	○	○		:		○	○	○	
:		○	○	○		:		○	○	○	
:		○	○	○		:		○	○	○	
:		○	○	○		:		○	○	○	
:		○	○	○		:		○	○	○	
:		○	○	○		:		○	○	○	
:		○	○	○		:		○	○	○	
:		○	○	○		:		○	○	○	
:		○	○	○		:		○	○	○	

Baby Care Log

diaper log date _____ sleep log

TIME	AM/PM	PEE	POO	NOTES
:		○	○	
:		○	○	
:		○	○	
:		○	○	
:		○	○	
:		○	○	
:		○	○	
:		○	○	
:		○	○	
:		○	○	
:		○	○	
:		○	○	
:		○	○	
:		○	○	
:		○	○	

TIME	AM/PM	LENGTH
:		
:		
:		
:		
:		
:		
:		
:		
:		
:		

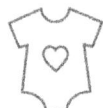 tummy time

○ ○ ○ ○ ○

feeding log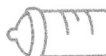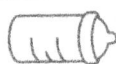

TIME	AM/PM	L	R	B	AMOUNT	TIME	AM/PM	L	R	B	AMOUNT
:		○	○	○		:		○	○	○	
:		○	○	○		:		○	○	○	
:		○	○	○		:		○	○	○	
:		○	○	○		:		○	○	○	
:		○	○	○		:		○	○	○	
:		○	○	○		:		○	○	○	
:		○	○	○		:		○	○	○	
:		○	○	○		:		○	○	○	
:		○	○	○		:		○	○	○	
:		○	○	○		:		○	○	○	
:		○	○	○		:		○	○	○	

Baby Care Log

diaper log   date _____   sleep log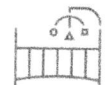

TIME	AM/PM	PEE	POO	NOTES
:		○	○	
:		○	○	
:		○	○	
:		○	○	
:		○	○	
:		○	○	
:		○	○	
:		○	○	
:		○	○	
:		○	○	
:		○	○	
:		○	○	
:		○	○	
:		○	○	
:		○	○	
:		○	○	

TIME	AM/PM	LENGTH
:		
:		
:		
:		
:		
:		
:		
:		
:		
:		
:		

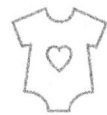 tummy time

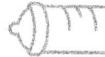 feeding log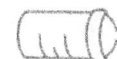

TIME	AM/PM	L	R	B	AMOUNT	TIME	AM/PM	L	R	B	AMOUNT
:		○	○	○		:		○	○	○	
:		○	○	○		:		○	○	○	
:		○	○	○		:		○	○	○	
:		○	○	○		:		○	○	○	
:		○	○	○		:		○	○	○	
:		○	○	○		:		○	○	○	
:		○	○	○		:		○	○	○	
:		○	○	○		:		○	○	○	
:		○	○	○		:		○	○	○	
:		○	○	○		:		○	○	○	
:		○	○	○		:		○	○	○	

Baby Care Log

diaper log   date _____ sleep log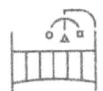

TIME	AM/PM	PEE	POO	NOTES
:		○	○	
:		○	○	
:		○	○	
:		○	○	
:		○	○	
:		○	○	
:		○	○	
:		○	○	
:		○	○	
:		○	○	
:		○	○	
:		○	○	
:		○	○	
:		○	○	
:		○	○	

TIME	AM/PM	LENGTH
:		
:		
:		
:		
:		
:		
:		
:		
:		
:		

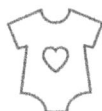 tummy time

○ ○ ○ ○ ○

feeding log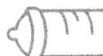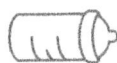

TIME	AM/PM	L	R	B	AMOUNT	TIME	AM/PM	L	R	B	AMOUNT
:		○	○	○		:		○	○	○	
:		○	○	○		:		○	○	○	
:		○	○	○		:		○	○	○	
:		○	○	○		:		○	○	○	
:		○	○	○		:		○	○	○	
:		○	○	○		:		○	○	○	
:		○	○	○		:		○	○	○	
:		○	○	○		:		○	○	○	
:		○	○	○		:		○	○	○	
:		○	○	○		:		○	○	○	

Baby Care Log

diaper log date _____ sleep log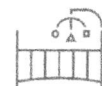

TIME	AM/PM	PEE	POO	NOTES
:		○	○	
:		○	○	
:		○	○	
:		○	○	
:		○	○	
:		○	○	
:		○	○	
:		○	○	
:		○	○	
:		○	○	
:		○	○	
:		○	○	
:		○	○	
:		○	○	
:		○	○	
:		○	○	

TIME	AM/PM	LENGTH
:		
:		
:		
:		
:		
:		
:		
:		
:		
:		
:		
:		

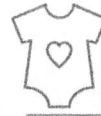 **tummy time**

○ ○ ○ ○ ○

feeding log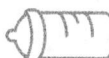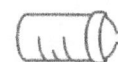

TIME	AM/PM	L	R	B	AMOUNT	TIME	AM/PM	L	R	B	AMOUNT
:		○	○	○		:		○	○	○	
:		○	○	○		:		○	○	○	
:		○	○	○		:		○	○	○	
:		○	○	○		:		○	○	○	
:		○	○	○		:		○	○	○	
:		○	○	○		:		○	○	○	
:		○	○	○		:		○	○	○	
:		○	○	○		:		○	○	○	
:		○	○	○		:		○	○	○	
:		○	○	○		:		○	○	○	
:		○	○	○		:		○	○	○	

Baby Care Log

diaper log   date _____ sleep log

TIME	AM/PM	PEE	POO	NOTES
:		○	○	
:		○	○	
:		○	○	
:		○	○	
:		○	○	
:		○	○	
:		○	○	
:		○	○	
:		○	○	
:		○	○	
:		○	○	
:		○	○	
:		○	○	
:		○	○	

TIME	AM/PM	LENGTH
:		
:		
:		
:		
:		
:		
:		
:		
:		
:		

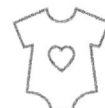 tummy time

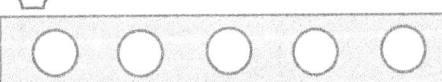

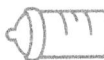 feeding log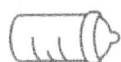

TIME	AM/PM	L	R	B	AMOUNT	TIME	AM/PM	L	R	B	AMOUNT
:		○	○	○		:		○	○	○	
:		○	○	○		:		○	○	○	
:		○	○	○		:		○	○	○	
:		○	○	○		:		○	○	○	
:		○	○	○		:		○	○	○	
:		○	○	○		:		○	○	○	
:		○	○	○		:		○	○	○	
:		○	○	○		:		○	○	○	
:		○	○	○		:		○	○	○	
:		○	○	○		:		○	○	○	

Baby Care Log

diaper log date _____ sleep log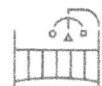

TIME	AM/PM	PEE	POO	NOTES
:		○	○	
:		○	○	
:		○	○	
:		○	○	
:		○	○	
:		○	○	
:		○	○	
:		○	○	
:		○	○	
:		○	○	
:		○	○	
:		○	○	
:		○	○	
:		○	○	
:		○	○	

TIME	AM/PM	LENGTH
:		
:		
:		
:		
:		
:		
:		
:		
:		
:		
:		

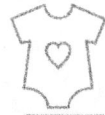 tummy time

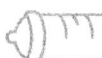 feeding log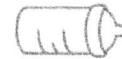

TIME	AM/PM	L	R	B	AMOUNT	TIME	AM/PM	L	R	B	AMOUNT
:		○	○	○		:		○	○	○	
:		○	○	○		:		○	○	○	
:		○	○	○		:		○	○	○	
:		○	○	○		:		○	○	○	
:		○	○	○		:		○	○	○	
:		○	○	○		:		○	○	○	
:		○	○	○		:		○	○	○	
:		○	○	○		:		○	○	○	
:		○	○	○		:		○	○	○	
:		○	○	○		:		○	○	○	
:		○	○	○		:		○	○	○	

Baby Care Log

diaper log   date _____ sleep log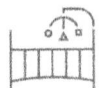

TIME	AM/PM	PEE	POO	NOTES
:		○	○	
:		○	○	
:		○	○	
:		○	○	
:		○	○	
:		○	○	
:		○	○	
:		○	○	
:		○	○	
:		○	○	
:		○	○	
:		○	○	
:		○	○	
:		○	○	
:		○	○	

TIME	AM/PM	LENGTH
:		
:		
:		
:		
:		
:		
:		
:		
:		
:		
:		

tummy time
○ ○ ○ ○ ○

feeding log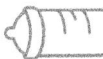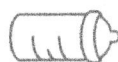

TIME	AM/PM	L	R	B	AMOUNT	TIME	AM/PM	L	R	B	AMOUNT
:		○	○	○		:		○	○	○	
:		○	○	○		:		○	○	○	
:		○	○	○		:		○	○	○	
:		○	○	○		:		○	○	○	
:		○	○	○		:		○	○	○	
:		○	○	○		:		○	○	○	
:		○	○	○		:		○	○	○	
:		○	○	○		:		○	○	○	
:		○	○	○		:		○	○	○	
:		○	○	○		:		○	○	○	
:		○	○	○		:		○	○	○	

Baby Care Log

diaper log   date _____   sleep log

TIME	AM/PM	PEE	POO	NOTES
:		○	○	
:		○	○	
:		○	○	
:		○	○	
:		○	○	
:		○	○	
:		○	○	
:		○	○	
:		○	○	
:		○	○	
:		○	○	
:		○	○	
:		○	○	
:		○	○	
:		○	○	
:		○	○	

TIME	AM/PM	LENGTH
:		
:		
:		
:		
:		
:		
:		
:		
:		
:		

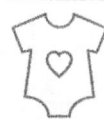

tummy time

○ ○ ○ ○ ○

feeding log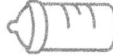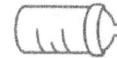

TIME	AM/PM	L	R	B	AMOUNT	TIME	AM/PM	L	R	B	AMOUNT
:		○	○	○		:		○	○	○	
:		○	○	○		:		○	○	○	
:		○	○	○		:		○	○	○	
:		○	○	○		:		○	○	○	
:		○	○	○		:		○	○	○	
:		○	○	○		:		○	○	○	
:		○	○	○		:		○	○	○	
:		○	○	○		:		○	○	○	
:		○	○	○		:		○	○	○	
:		○	○	○		:		○	○	○	
:		○	○	○		:		○	○	○	

Baby Care Log

diaper log date _____ sleep log

TIME	AM/PM	PEE	POO	NOTES
:		○	○	
:		○	○	
:		○	○	
:		○	○	
:		○	○	
:		○	○	
:		○	○	
:		○	○	
:		○	○	
:		○	○	
:		○	○	
:		○	○	
:		○	○	
:		○	○	
:		○	○	
:		○	○	

TIME	AM/PM	LENGTH
:		
:		
:		
:		
:		
:		
:		
:		
:		
:		
:		

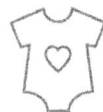 tummy time

○ ○ ○ ○ ○

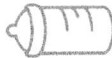 feeding log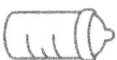

TIME	AM/PM	L	R	B	AMOUNT	TIME	AM/PM	L	R	B	AMOUNT
:		○	○	○		:		○	○	○	
:		○	○	○		:		○	○	○	
:		○	○	○		:		○	○	○	
:		○	○	○		:		○	○	○	
:		○	○	○		:		○	○	○	
:		○	○	○		:		○	○	○	
:		○	○	○		:		○	○	○	
:		○	○	○		:		○	○	○	
:		○	○	○		:		○	○	○	
:		○	○	○		:		○	○	○	
:		○	○	○		:		○	○	○	

Baby Care Log

diaper log date _____ sleep log

TIME	AM/PM	PEE	POO	NOTES
:		○	○	
:		○	○	
:		○	○	
:		○	○	
:		○	○	
:		○	○	
:		○	○	
:		○	○	
:		○	○	
:		○	○	
:		○	○	
:		○	○	
:		○	○	
:		○	○	
:		○	○	
:		○	○	

TIME	AM/PM	LENGTH
:		
:		
:		
:		
:		
:		
:		
:		
:		
:		
:		

tummy time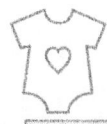

○ ○ ○ ○ ○

feeding log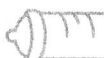

TIME	AM/PM	L	R	B	AMOUNT	TIME	AM/PM	L	R	B	AMOUNT
:		○	○	○		:		○	○	○	
:		○	○	○		:		○	○	○	
:		○	○	○		:		○	○	○	
:		○	○	○		:		○	○	○	
:		○	○	○		:		○	○	○	
:		○	○	○		:		○	○	○	
:		○	○	○		:		○	○	○	
:		○	○	○		:		○	○	○	
:		○	○	○		:		○	○	○	
:		○	○	○		:		○	○	○	
:		○	○	○		:		○	○	○	

Baby Care Log

diaper log   date _____   sleep log

TIME	AM/PM	PEE	POO	NOTES
:		○	○	
:		○	○	
:		○	○	
:		○	○	
:		○	○	
:		○	○	
:		○	○	
:		○	○	
:		○	○	
:		○	○	
:		○	○	
:		○	○	
:		○	○	
:		○	○	
:		○	○	
:		○	○	
:		○	○	

TIME	AM/PM	LENGTH
:		
:		
:		
:		
:		
:		
:		
:		
:		
:		
:		
:		

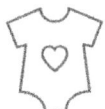 tummy time

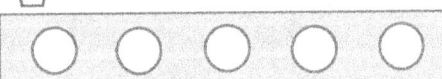

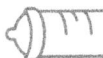 feeding log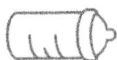

TIME	AM/PM	L	R	B	AMOUNT	TIME	AM/PM	L	R	B	AMOUNT
:		○	○	○		:		○	○	○	
:		○	○	○		:		○	○	○	
:		○	○	○		:		○	○	○	
:		○	○	○		:		○	○	○	
:		○	○	○		:		○	○	○	
:		○	○	○		:		○	○	○	
:		○	○	○		:		○	○	○	
:		○	○	○		:		○	○	○	
:		○	○	○		:		○	○	○	
:		○	○	○		:		○	○	○	
:		○	○	○		:		○	○	○	

Baby Care Log

diaper log date _____ sleep log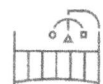

TIME	AM/PM	PEE	POO	NOTES
:		○	○	
:		○	○	
:		○	○	
:		○	○	
:		○	○	
:		○	○	
:		○	○	
:		○	○	
:		○	○	
:		○	○	
:		○	○	
:		○	○	
:		○	○	
:		○	○	
:		○	○	
:		○	○	

TIME	AM/PM	LENGTH
:		
:		
:		
:		
:		
:		
:		
:		
:		
:		
:		

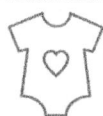 tummy time

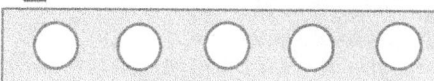

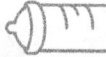 feeding log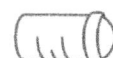

TIME	AM/PM	L	R	B	AMOUNT	TIME	AM/PM	L	R	B	AMOUNT
:		○	○	○		:		○	○	○	
:		○	○	○		:		○	○	○	
:		○	○	○		:		○	○	○	
:		○	○	○		:		○	○	○	
:		○	○	○		:		○	○	○	
:		○	○	○		:		○	○	○	
:		○	○	○		:		○	○	○	
:		○	○	○		:		○	○	○	
:		○	○	○		:		○	○	○	
:		○	○	○		:		○	○	○	
:		○	○	○		:		○	○	○	

Baby Care Log

diaper log date _____ sleep log

TIME	AM/PM	PEE	POO	NOTES
:		○	○	
:		○	○	
:		○	○	
:		○	○	
:		○	○	
:		○	○	
:		○	○	
:		○	○	
:		○	○	
:		○	○	
:		○	○	
:		○	○	
:		○	○	
:		○	○	
:		○	○	
:		○	○	
:		○	○	

TIME	AM/PM	LENGTH
:		
:		
:		
:		
:		
:		
:		
:		
:		
:		
:		
:		

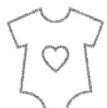 tummy time

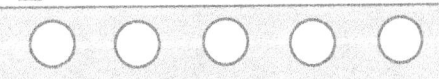

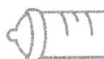 feeding log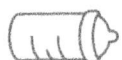

TIME	AM/PM	L	R	B	AMOUNT	TIME	AM/PM	L	R	B	AMOUNT
:		○	○	○		:		○	○	○	
:		○	○	○		:		○	○	○	
:		○	○	○		:		○	○	○	
:		○	○	○		:		○	○	○	
:		○	○	○		:		○	○	○	
:		○	○	○		:		○	○	○	
:		○	○	○		:		○	○	○	
:		○	○	○		:		○	○	○	
:		○	○	○		:		○	○	○	
:		○	○	○		:		○	○	○	
:		○	○	○		:		○	○	○	

Baby Care Log

diaper log   date _____   sleep log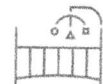

TIME	AM/PM	PEE	POO	NOTES
:		○	○	
:		○	○	
:		○	○	
:		○	○	
:		○	○	
:		○	○	
:		○	○	
:		○	○	
:		○	○	
:		○	○	
:		○	○	
:		○	○	
:		○	○	
:		○	○	
:		○	○	

TIME	AM/PM	LENGTH
:		
:		
:		
:		
:		
:		
:		
:		
:		
:		

tummy time

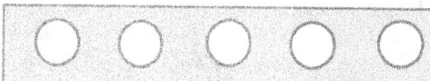

feeding log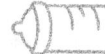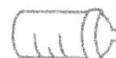

TIME	AM/PM	L	R	B	AMOUNT	TIME	AM/PM	L	R	B	AMOUNT
:		○	○	○		:		○	○	○	
:		○	○	○		:		○	○	○	
:		○	○	○		:		○	○	○	
:		○	○	○		:		○	○	○	
:		○	○	○		:		○	○	○	
:		○	○	○		:		○	○	○	
:		○	○	○		:		○	○	○	
:		○	○	○		:		○	○	○	
:		○	○	○		:		○	○	○	
:		○	○	○		:		○	○	○	

Baby Care Log

diaper log date _____ sleep log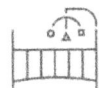

TIME	AM/PM	PEE	POO	NOTES
:		○	○	
:		○	○	
:		○	○	
:		○	○	
:		○	○	
:		○	○	
:		○	○	
:		○	○	
:		○	○	
:		○	○	
:		○	○	
:		○	○	
:		○	○	
:		○	○	
:		○	○	

TIME	AM/PM	LENGTH
:		
:		
:		
:		
:		
:		
:		
:		
:		
:		
:		

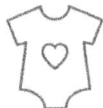 tummy time

○ ○ ○ ○ ○

feeding log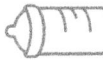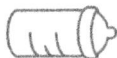

TIME	AM/PM	L	R	B	AMOUNT	TIME	AM/PM	L	R	B	AMOUNT
:		○	○	○		:		○	○	○	
:		○	○	○		:		○	○	○	
:		○	○	○		:		○	○	○	
:		○	○	○		:		○	○	○	
:		○	○	○		:		○	○	○	
:		○	○	○		:		○	○	○	
:		○	○	○		:		○	○	○	
:		○	○	○		:		○	○	○	
:		○	○	○		:		○	○	○	
:		○	○	○		:		○	○	○	
:		○	○	○		:		○	○	○	

Baby Care Log

diaper log   date _____   sleep log

TIME	AM/PM	PEE	POO	NOTES
:		○	○	
:		○	○	
:		○	○	
:		○	○	
:		○	○	
:		○	○	
:		○	○	
:		○	○	
:		○	○	
:		○	○	
:		○	○	
:		○	○	
:		○	○	
:		○	○	
:		○	○	
:		○	○	

TIME	AM/PM	LENGTH
:		
:		
:		
:		
:		
:		
:		
:		
:		
:		
:		

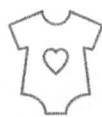 **tummy time**

○ ○ ○ ○ ○

feeding log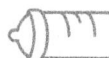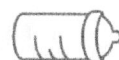

TIME	AM/PM	L	R	B	AMOUNT	TIME	AM/PM	L	R	B	AMOUNT
:		○	○	○		:		○	○	○	
:		○	○	○		:		○	○	○	
:		○	○	○		:		○	○	○	
:		○	○	○		:		○	○	○	
:		○	○	○		:		○	○	○	
:		○	○	○		:		○	○	○	
:		○	○	○		:		○	○	○	
:		○	○	○		:		○	○	○	
:		○	○	○		:		○	○	○	
:		○	○	○		:		○	○	○	
:		○	○	○		:		○	○	○	

Baby Care Log

diaper log   date _____ sleep log

TIME	AM/PM	PEE	POO	NOTES
:		○	○	
:		○	○	
:		○	○	
:		○	○	
:		○	○	
:		○	○	
:		○	○	
:		○	○	
:		○	○	
:		○	○	
:		○	○	
:		○	○	
:		○	○	
:		○	○	
:		○	○	
:		○	○	

TIME	AM/PM	LENGTH
:		
:		
:		
:		
:		
:		
:		
:		
:		
:		
:		

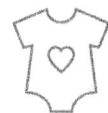 tummy time

○ ○ ○ ○ ○

feeding log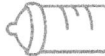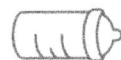

TIME	AM/PM	L	R	B	AMOUNT	TIME	AM/PM	L	R	B	AMOUNT
:		○	○	○		:		○	○	○	
:		○	○	○		:		○	○	○	
:		○	○	○		:		○	○	○	
:		○	○	○		:		○	○	○	
:		○	○	○		:		○	○	○	
:		○	○	○		:		○	○	○	
:		○	○	○		:		○	○	○	
:		○	○	○		:		○	○	○	
:		○	○	○		:		○	○	○	
:		○	○	○		:		○	○	○	
:		○	○	○		:		○	○	○	

Baby Care Log

diaper log date _____ sleep log

TIME	AM/PM	PEE	POO	NOTES
:		○	○	
:		○	○	
:		○	○	
:		○	○	
:		○	○	
:		○	○	
:		○	○	
:		○	○	
:		○	○	
:		○	○	
:		○	○	
:		○	○	
:		○	○	
:		○	○	
:		○	○	
:		○	○	

TIME	AM/PM	LENGTH
:		
:		
:		
:		
:		
:		
:		
:		
:		
:		
:		

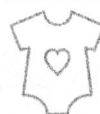 tummy time

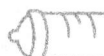 feeding log

TIME	AM/PM	L	R	B	AMOUNT	TIME	AM/PM	L	R	B	AMOUNT
:		○	○	○		:		○	○	○	
:		○	○	○		:		○	○	○	
:		○	○	○		:		○	○	○	
:		○	○	○		:		○	○	○	
:		○	○	○		:		○	○	○	
:		○	○	○		:		○	○	○	
:		○	○	○		:		○	○	○	
:		○	○	○		:		○	○	○	
:		○	○	○		:		○	○	○	
:		○	○	○		:		○	○	○	
:		○	○	○		:		○	○	○	

Baby Care Log

diaper log   date _____   sleep log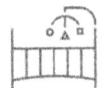

TIME	AM/PM	PEE	POO	NOTES
:		○	○	
:		○	○	
:		○	○	
:		○	○	
:		○	○	
:		○	○	
:		○	○	
:		○	○	
:		○	○	
:		○	○	
:		○	○	
:		○	○	
:		○	○	
:		○	○	

TIME	AM/PM	LENGTH
:		
:		
:		
:		
:		
:		
:		
:		
:		
:		
:		

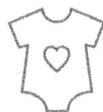 tummy time

○ ○ ○ ○ ○

feeding log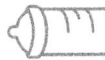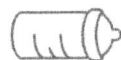

TIME	AM/PM	L	R	B	AMOUNT	TIME	AM/PM	L	R	B	AMOUNT
:		○	○	○		:		○	○	○	
:		○	○	○		:		○	○	○	
:		○	○	○		:		○	○	○	
:		○	○	○		:		○	○	○	
:		○	○	○		:		○	○	○	
:		○	○	○		:		○	○	○	
:		○	○	○		:		○	○	○	
:		○	○	○		:		○	○	○	
:		○	○	○		:		○	○	○	
:		○	○	○		:		○	○	○	
:		○	○	○		:		○	○	○	

Baby Care Log

diaper log date _____ sleep log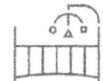

TIME	AM/PM	PEE	POO	NOTES
:		○	○	
:		○	○	
:		○	○	
:		○	○	
:		○	○	
:		○	○	
:		○	○	
:		○	○	
:		○	○	
:		○	○	
:		○	○	
:		○	○	
:		○	○	
:		○	○	
:		○	○	
:		○	○	
:		○	○	

TIME	AM/PM	LENGTH
:		
:		
:		
:		
:		
:		
:		
:		
:		
:		
:		
:		

tummy time

○ ○ ○ ○ ○

feeding log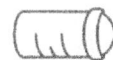

TIME	AM/PM	L	R	B	AMOUNT	TIME	AM/PM	L	R	B	AMOUNT
:		○	○	○		:		○	○	○	
:		○	○	○		:		○	○	○	
:		○	○	○		:		○	○	○	
:		○	○	○		:		○	○	○	
:		○	○	○		:		○	○	○	
:		○	○	○		:		○	○	○	
:		○	○	○		:		○	○	○	
:		○	○	○		:		○	○	○	
:		○	○	○		:		○	○	○	
:		○	○	○		:		○	○	○	
:		○	○	○		:		○	○	○	

Baby Care Log

diaper log   date _____ sleep log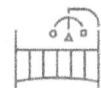

TIME	AM/PM	PEE	POO	NOTES
:		○	○	
:		○	○	
:		○	○	
:		○	○	
:		○	○	
:		○	○	
:		○	○	
:		○	○	
:		○	○	
:		○	○	
:		○	○	
:		○	○	
:		○	○	
:		○	○	

TIME	AM/PM	LENGTH
:		
:		
:		
:		
:		
:		
:		
:		
:		
:		

tummy time

○ ○ ○ ○ ○

feeding log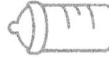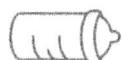

TIME	AM/PM	L	R	B	AMOUNT	TIME	AM/PM	L	R	B	AMOUNT
:		○	○	○		:		○	○	○	
:		○	○	○		:		○	○	○	
:		○	○	○		:		○	○	○	
:		○	○	○		:		○	○	○	
:		○	○	○		:		○	○	○	
:		○	○	○		:		○	○	○	
:		○	○	○		:		○	○	○	
:		○	○	○		:		○	○	○	
:		○	○	○		:		○	○	○	
:		○	○	○		:		○	○	○	
:		○	○	○		:		○	○	○	

Baby Care Log

diaper log   date _____   sleep log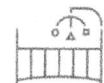

TIME	AM/PM	PEE	POO	NOTES
:		○	○	
:		○	○	
:		○	○	
:		○	○	
:		○	○	
:		○	○	
:		○	○	
:		○	○	
:		○	○	
:		○	○	
:		○	○	
:		○	○	
:		○	○	
:		○	○	

TIME	AM/PM	LENGTH
:		
:		
:		
:		
:		
:		
:		
:		
:		
:		

tummy time

○ ○ ○ ○ ○

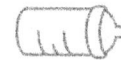 feeding log

TIME	AM/PM	L	R	B	AMOUNT	TIME	AM/PM	L	R	B	AMOUNT
:		○	○	○		:		○	○	○	
:		○	○	○		:		○	○	○	
:		○	○	○		:		○	○	○	
:		○	○	○		:		○	○	○	
:		○	○	○		:		○	○	○	
:		○	○	○		:		○	○	○	
:		○	○	○		:		○	○	○	
:		○	○	○		:		○	○	○	
:		○	○	○		:		○	○	○	
:		○	○	○		:		○	○	○	
:		○	○	○		:		○	○	○	
:		○	○	○		:		○	○	○	

Baby Care Log

diaper log   date _____   sleep log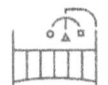

TIME	AM/PM	PEE	POO	NOTES
:		○	○	
:		○	○	
:		○	○	
:		○	○	
:		○	○	
:		○	○	
:		○	○	
:		○	○	
:		○	○	
:		○	○	
:		○	○	
:		○	○	
:		○	○	
:		○	○	
:		○	○	
:		○	○	

TIME	AM/PM	LENGTH
:		
:		
:		
:		
:		
:		
:		
:		
:		
:		
:		
:		

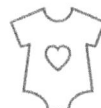 tummy time

○ ○ ○ ○ ○

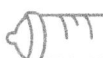 feeding log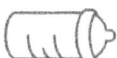

TIME	AM/PM	L	R	B	AMOUNT	TIME	AM/PM	L	R	B	AMOUNT
:		○	○	○		:		○	○	○	
:		○	○	○		:		○	○	○	
:		○	○	○		:		○	○	○	
:		○	○	○		:		○	○	○	
:		○	○	○		:		○	○	○	
:		○	○	○		:		○	○	○	
:		○	○	○		:		○	○	○	
:		○	○	○		:		○	○	○	
:		○	○	○		:		○	○	○	
:		○	○	○		:		○	○	○	
:		○	○	○		:		○	○	○	

Baby Care Log

diaper log   date _____   sleep log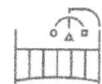

TIME	AM/PM	PEE	POO	NOTES
:		○	○	
:		○	○	
:		○	○	
:		○	○	
:		○	○	
:		○	○	
:		○	○	
:		○	○	
:		○	○	
:		○	○	
:		○	○	
:		○	○	
:		○	○	
:		○	○	
:		○	○	
:		○	○	

TIME	AM/PM	LENGTH
:		
:		
:		
:		
:		
:		
:		
:		
:		
:		
:		
:		

tummy time

○ ○ ○ ○ ○

feeding log

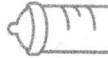 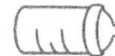

TIME	AM/PM	L	R	B	AMOUNT	TIME	AM/PM	L	R	B	AMOUNT
:		○	○	○		:		○	○	○	
:		○	○	○		:		○	○	○	
:		○	○	○		:		○	○	○	
:		○	○	○		:		○	○	○	
:		○	○	○		:		○	○	○	
:		○	○	○		:		○	○	○	
:		○	○	○		:		○	○	○	
:		○	○	○		:		○	○	○	
:		○	○	○		:		○	○	○	
:		○	○	○		:		○	○	○	
:		○	○	○		:		○	○	○	

Baby Care Log

diaper log   date _____ sleep log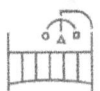

TIME	AM/PM	PEE	POO	NOTES
:		○	○	
:		○	○	
:		○	○	
:		○	○	
:		○	○	
:		○	○	
:		○	○	
:		○	○	
:		○	○	
:		○	○	
:		○	○	
:		○	○	
:		○	○	
:		○	○	

TIME	AM/PM	LENGTH
:		
:		
:		
:		
:		
:		
:		
:		
:		
:		

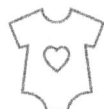 tummy time

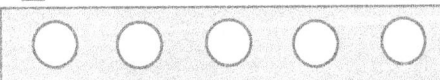

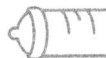 feeding log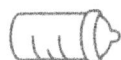

TIME	AM/PM	L	R	B	AMOUNT	TIME	AM/PM	L	R	B	AMOUNT
:		○	○	○		:		○	○	○	
:		○	○	○		:		○	○	○	
:		○	○	○		:		○	○	○	
:		○	○	○		:		○	○	○	
:		○	○	○		:		○	○	○	
:		○	○	○		:		○	○	○	
:		○	○	○		:		○	○	○	
:		○	○	○		:		○	○	○	
:		○	○	○		:		○	○	○	
:		○	○	○		:		○	○	○	

Baby Care Log

diaper log date _____ sleep log

TIME	AM/PM	PEE	POO	NOTES
:		○	○	
:		○	○	
:		○	○	
:		○	○	
:		○	○	
:		○	○	
:		○	○	
:		○	○	
:		○	○	
:		○	○	
:		○	○	
:		○	○	
:		○	○	
:		○	○	

TIME	AM/PM	LENGTH
:		
:		
:		
:		
:		
:		
:		
:		
:		
:		

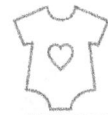 tummy time

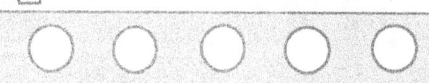

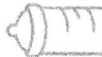 feeding log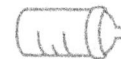

TIME	AM/PM	L	R	B	AMOUNT	TIME	AM/PM	L	R	B	AMOUNT
:		○	○	○		:		○	○	○	
:		○	○	○		:		○	○	○	
:		○	○	○		:		○	○	○	
:		○	○	○		:		○	○	○	
:		○	○	○		:		○	○	○	
:		○	○	○		:		○	○	○	
:		○	○	○		:		○	○	○	
:		○	○	○		:		○	○	○	
:		○	○	○		:		○	○	○	
:		○	○	○		:		○	○	○	
:		○	○	○		:		○	○	○	

Baby Care Log

diaper log   date _____   sleep log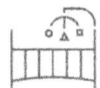

TIME	AM/PM	PEE	POO	NOTES
:		○	○	
:		○	○	
:		○	○	
:		○	○	
:		○	○	
:		○	○	
:		○	○	
:		○	○	
:		○	○	
:		○	○	
:		○	○	
:		○	○	
:		○	○	
:		○	○	
:		○	○	

TIME	AM/PM	LENGTH
:		
:		
:		
:		
:		
:		
:		
:		
:		
:		
:		

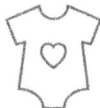 tummy time

○ ○ ○ ○ ○

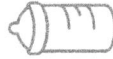 feeding log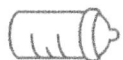

TIME	AM/PM	L	R	B	AMOUNT	TIME	AM/PM	L	R	B	AMOUNT
:		○	○	○		:		○	○	○	
:		○	○	○		:		○	○	○	
:		○	○	○		:		○	○	○	
:		○	○	○		:		○	○	○	
:		○	○	○		:		○	○	○	
:		○	○	○		:		○	○	○	
:		○	○	○		:		○	○	○	
:		○	○	○		:		○	○	○	
:		○	○	○		:		○	○	○	
:		○	○	○		:		○	○	○	
:		○	○	○		:		○	○	○	

Baby Care Log

diaper log   date _____   sleep log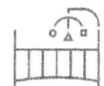

TIME	AM/PM	PEE	POO	NOTES
:		○	○	
:		○	○	
:		○	○	
:		○	○	
:		○	○	
:		○	○	
:		○	○	
:		○	○	
:		○	○	
:		○	○	
:		○	○	
:		○	○	
:		○	○	
:		○	○	
:		○	○	
:		○	○	

TIME	AM/PM	LENGTH
:		
:		
:		
:		
:		
:		
:		
:		
:		
:		
:		

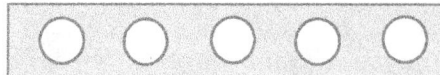

tummy time
○ ○ ○ ○ ○

feeding log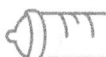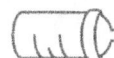

TIME	AM/PM	L	R	B	AMOUNT	TIME	AM/PM	L	R	B	AMOUNT
:		○	○	○		:		○	○	○	
:		○	○	○		:		○	○	○	
:		○	○	○		:		○	○	○	
:		○	○	○		:		○	○	○	
:		○	○	○		:		○	○	○	
:		○	○	○		:		○	○	○	
:		○	○	○		:		○	○	○	
:		○	○	○		:		○	○	○	
:		○	○	○		:		○	○	○	
:		○	○	○		:		○	○	○	
:		○	○	○		:		○	○	○	

Baby Care Log

diaper log 　　date _____　　sleep log

TIME	AM/PM	PEE	POO	NOTES
:		○	○	
:		○	○	
:		○	○	
:		○	○	
:		○	○	
:		○	○	
:		○	○	
:		○	○	
:		○	○	
:		○	○	
:		○	○	
:		○	○	
:		○	○	
:		○	○	
:		○	○	
:		○	○	
:		○	○	

TIME	AM/PM	LENGTH
:		
:		
:		
:		
:		
:		
:		
:		
:		
:		
:		
:		

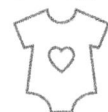 tummy time
○ ○ ○ ○ ○

feeding log 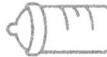　　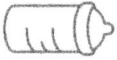

TIME	AM/PM	L	R	B	AMOUNT	TIME	AM/PM	L	R	B	AMOUNT
:		○	○	○		:		○	○	○	
:		○	○	○		:		○	○	○	
:		○	○	○		:		○	○	○	
:		○	○	○		:		○	○	○	
:		○	○	○		:		○	○	○	
:		○	○	○		:		○	○	○	
:		○	○	○		:		○	○	○	
:		○	○	○		:		○	○	○	
:		○	○	○		:		○	○	○	
:		○	○	○		:		○	○	○	
:		○	○	○		:		○	○	○	

Baby Care Log

diaper log date _____ sleep log

TIME	AM/PM	PEE	POO	NOTES
:		○	○	
:		○	○	
:		○	○	
:		○	○	
:		○	○	
:		○	○	
:		○	○	
:		○	○	
:		○	○	
:		○	○	
:		○	○	
:		○	○	
:		○	○	
:		○	○	
:		○	○	
:		○	○	

TIME	AM/PM	LENGTH
:		
:		
:		
:		
:		
:		
:		
:		
:		
:		
:		

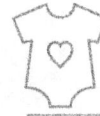 tummy time

○ ○ ○ ○ ○

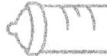 feeding log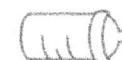

TIME	AM/PM	L	R	B	AMOUNT	TIME	AM/PM	L	R	B	AMOUNT
:		○	○	○		:		○	○	○	
:		○	○	○		:		○	○	○	
:		○	○	○		:		○	○	○	
:		○	○	○		:		○	○	○	
:		○	○	○		:		○	○	○	
:		○	○	○		:		○	○	○	
:		○	○	○		:		○	○	○	
:		○	○	○		:		○	○	○	
:		○	○	○		:		○	○	○	
:		○	○	○		:		○	○	○	
:		○	○	○		:		○	○	○	

Baby Care Log

diaper log date _____ sleep log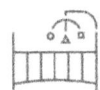

TIME	AM/PM	PEE	POO	NOTES
:		○	○	
:		○	○	
:		○	○	
:		○	○	
:		○	○	
:		○	○	
:		○	○	
:		○	○	
:		○	○	
:		○	○	
:		○	○	
:		○	○	
:		○	○	
:		○	○	
:		○	○	

TIME	AM/PM	LENGTH
:		
:		
:		
:		
:		
:		
:		
:		
:		
:		
:		

tummy time

○ ○ ○ ○ ○

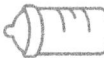 feeding log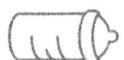

TIME	AM/PM	L	R	B	AMOUNT	TIME	AM/PM	L	R	B	AMOUNT
:		○	○	○		:		○	○	○	
:		○	○	○		:		○	○	○	
:		○	○	○		:		○	○	○	
:		○	○	○		:		○	○	○	
:		○	○	○		:		○	○	○	
:		○	○	○		:		○	○	○	
:		○	○	○		:		○	○	○	
:		○	○	○		:		○	○	○	
:		○	○	○		:		○	○	○	
:		○	○	○		:		○	○	○	
:		○	○	○		:		○	○	○	

Baby Care Log

diaper log   date _____   sleep log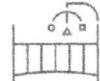

TIME	AM/PM	PEE	POO	NOTES
:		○	○	
:		○	○	
:		○	○	
:		○	○	
:		○	○	
:		○	○	
:		○	○	
:		○	○	
:		○	○	
:		○	○	
:		○	○	
:		○	○	
:		○	○	
:		○	○	
:		○	○	
:		○	○	

TIME	AM/PM	LENGTH
:		
:		
:		
:		
:		
:		
:		
:		
:		
:		
:		

tummy time

○ ○ ○ ○ ○

feeding log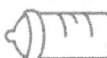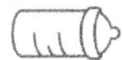

TIME	AM/PM	L	R	B	AMOUNT	TIME	AM/PM	L	R	B	AMOUNT
:		○	○	○		:		○	○	○	
:		○	○	○		:		○	○	○	
:		○	○	○		:		○	○	○	
:		○	○	○		:		○	○	○	
:		○	○	○		:		○	○	○	
:		○	○	○		:		○	○	○	
:		○	○	○		:		○	○	○	
:		○	○	○		:		○	○	○	
:		○	○	○		:		○	○	○	
:		○	○	○		:		○	○	○	

Baby Care Log

diaper log   date _____ sleep log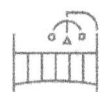

TIME	AM/PM	PEE	POO	NOTES
:		○	○	
:		○	○	
:		○	○	
:		○	○	
:		○	○	
:		○	○	
:		○	○	
:		○	○	
:		○	○	
:		○	○	
:		○	○	
:		○	○	
:		○	○	
:		○	○	
:		○	○	

TIME	AM/PM	LENGTH
:		
:		
:		
:		
:		
:		
:		
:		
:		
:		

tummy time
○ ○ ○ ○ ○

feeding log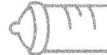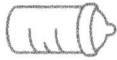

TIME	AM/PM	L	R	B	AMOUNT	TIME	AM/PM	L	R	B	AMOUNT
:		○	○	○		:		○	○	○	
:		○	○	○		:		○	○	○	
:		○	○	○		:		○	○	○	
:		○	○	○		:		○	○	○	
:		○	○	○		:		○	○	○	
:		○	○	○		:		○	○	○	
:		○	○	○		:		○	○	○	
:		○	○	○		:		○	○	○	
:		○	○	○		:		○	○	○	
:		○	○	○		:		○	○	○	
:		○	○	○		:		○	○	○	

Baby Care Log

diaper log   date _____   sleep log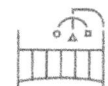

TIME	AM/PM	PEE	POO	NOTES
:		○	○	
:		○	○	
:		○	○	
:		○	○	
:		○	○	
:		○	○	
:		○	○	
:		○	○	
:		○	○	
:		○	○	
:		○	○	
:		○	○	
:		○	○	
:		○	○	
:		○	○	
:		○	○	

TIME	AM/PM	LENGTH
:		
:		
:		
:		
:		
:		
:		
:		
:		
:		
:		

tummy time

○ ○ ○ ○ ○

feeding log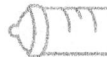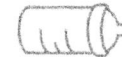

TIME	AM/PM	L	R	B	AMOUNT	TIME	AM/PM	L	R	B	AMOUNT
:		○	○	○		:		○	○	○	
:		○	○	○		:		○	○	○	
:		○	○	○		:		○	○	○	
:		○	○	○		:		○	○	○	
:		○	○	○		:		○	○	○	
:		○	○	○		:		○	○	○	
:		○	○	○		:		○	○	○	
:		○	○	○		:		○	○	○	
:		○	○	○		:		○	○	○	
:		○	○	○		:		○	○	○	
:		○	○	○		:		○	○	○	

Baby Care Log

diaper log date _____ sleep log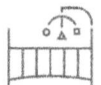

TIME	AM/PM	PEE	POO	NOTES
:		○	○	
:		○	○	
:		○	○	
:		○	○	
:		○	○	
:		○	○	
:		○	○	
:		○	○	
:		○	○	
:		○	○	
:		○	○	
:		○	○	
:		○	○	
:		○	○	
:		○	○	

TIME	AM/PM	LENGTH
:		
:		
:		
:		
:		
:		
:		
:		
:		
:		

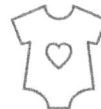 tummy time

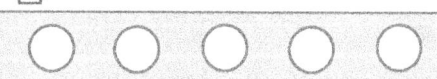

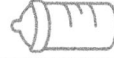 feeding log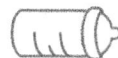

TIME	AM/PM	L	R	B	AMOUNT	TIME	AM/PM	L	R	B	AMOUNT
:		○	○	○		:		○	○	○	
:		○	○	○		:		○	○	○	
:		○	○	○		:		○	○	○	
:		○	○	○		:		○	○	○	
:		○	○	○		:		○	○	○	
:		○	○	○		:		○	○	○	
:		○	○	○		:		○	○	○	
:		○	○	○		:		○	○	○	
:		○	○	○		:		○	○	○	
:		○	○	○		:		○	○	○	
:		○	○	○		:		○	○	○	

Baby Care Log

diaper log   date _____ sleep log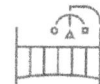

TIME	AM/PM	PEE	POO	NOTES
:		○	○	
:		○	○	
:		○	○	
:		○	○	
:		○	○	
:		○	○	
:		○	○	
:		○	○	
:		○	○	
:		○	○	
:		○	○	
:		○	○	
:		○	○	
:		○	○	
:		○	○	

TIME	AM/PM	LENGTH
:		
:		
:		
:		
:		
:		
:		
:		
:		
:		
:		

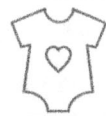 tummy time

○ ○ ○ ○ ○

feeding log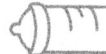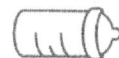

TIME	AM/PM	L	R	B	AMOUNT	TIME	AM/PM	L	R	B	AMOUNT
:		○	○	○		:		○	○	○	
:		○	○	○		:		○	○	○	
:		○	○	○		:		○	○	○	
:		○	○	○		:		○	○	○	
:		○	○	○		:		○	○	○	
:		○	○	○		:		○	○	○	
:		○	○	○		:		○	○	○	
:		○	○	○		:		○	○	○	
:		○	○	○		:		○	○	○	
:		○	○	○		:		○	○	○	
:		○	○	○		:		○	○	○	
:		○	○	○		:		○	○	○	

Baby Care Log

diaper log   date _____   sleep log

TIME	AM/PM	PEE	POO	NOTES
:		○	○	
:		○	○	
:		○	○	
:		○	○	
:		○	○	
:		○	○	
:		○	○	
:		○	○	
:		○	○	
:		○	○	
:		○	○	
:		○	○	
:		○	○	
:		○	○	

TIME	AM/PM	LENGTH
:		
:		
:		
:		
:		
:		
:		
:		
:		
:		

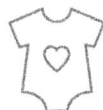 tummy time

○ ○ ○ ○ ○

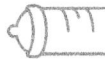 feeding log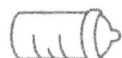

TIME	AM/PM	L	R	B	AMOUNT	TIME	AM/PM	L	R	B	AMOUNT
:		○	○	○		:		○	○	○	
:		○	○	○		:		○	○	○	
:		○	○	○		:		○	○	○	
:		○	○	○		:		○	○	○	
:		○	○	○		:		○	○	○	
:		○	○	○		:		○	○	○	
:		○	○	○		:		○	○	○	
:		○	○	○		:		○	○	○	
:		○	○	○		:		○	○	○	
:		○	○	○		:		○	○	○	
:		○	○	○		:		○	○	○	

Baby Care Log

diaper log date _____ sleep log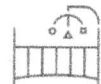

TIME	AM/PM	PEE	POO	NOTES
:		○	○	
:		○	○	
:		○	○	
:		○	○	
:		○	○	
:		○	○	
:		○	○	
:		○	○	
:		○	○	
:		○	○	
:		○	○	
:		○	○	
:		○	○	
:		○	○	
:		○	○	

TIME	AM/PM	LENGTH
:		
:		
:		
:		
:		
:		
:		
:		
:		
:		
:		

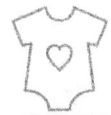 tummy time

○ ○ ○ ○ ○

feeding log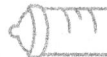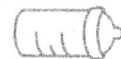

TIME	AM/PM	L	R	B	AMOUNT	TIME	AM/PM	L	R	B	AMOUNT
:		○	○	○		:		○	○	○	
:		○	○	○		:		○	○	○	
:		○	○	○		:		○	○	○	
:		○	○	○		:		○	○	○	
:		○	○	○		:		○	○	○	
:		○	○	○		:		○	○	○	
:		○	○	○		:		○	○	○	
:		○	○	○		:		○	○	○	
:		○	○	○		:		○	○	○	
:		○	○	○		:		○	○	○	
:		○	○	○		:		○	○	○	

Baby Care Log

diaper log date _____ sleep log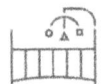

TIME	AM/PM	PEE	POO	NOTES
:		○	○	
:		○	○	
:		○	○	
:		○	○	
:		○	○	
:		○	○	
:		○	○	
:		○	○	
:		○	○	
:		○	○	
:		○	○	
:		○	○	
:		○	○	
:		○	○	
:		○	○	
:		○	○	

TIME	AM/PM	LENGTH
:		
:		
:		
:		
:		
:		
:		
:		
:		
:		
:		

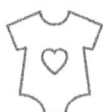 tummy time

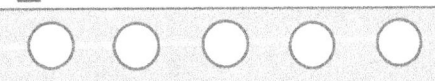

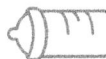 feeding log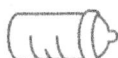

TIME	AM/PM	L	R	B	AMOUNT	TIME	AM/PM	L	R	B	AMOUNT
:		○	○	○		:		○	○	○	
:		○	○	○		:		○	○	○	
:		○	○	○		:		○	○	○	
:		○	○	○		:		○	○	○	
:		○	○	○		:		○	○	○	
:		○	○	○		:		○	○	○	
:		○	○	○		:		○	○	○	
:		○	○	○		:		○	○	○	
:		○	○	○		:		○	○	○	
:		○	○	○		:		○	○	○	

Baby Care Log

diaper log date _____ sleep log

TIME	AM/PM	PEE	POO	NOTES
:		○	○	
:		○	○	
:		○	○	
:		○	○	
:		○	○	
:		○	○	
:		○	○	
:		○	○	
:		○	○	
:		○	○	
:		○	○	
:		○	○	
:		○	○	
:		○	○	
:		○	○	
:		○	○	

TIME	AM/PM	LENGTH
:		
:		
:		
:		
:		
:		
:		
:		
:		
:		
:		

tummy time

○ ○ ○ ○ ○

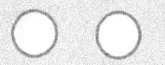 feeding log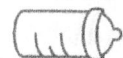

TIME	AM/PM	L	R	B	AMOUNT	TIME	AM/PM	L	R	B	AMOUNT
:		○	○	○		:		○	○	○	
:		○	○	○		:		○	○	○	
:		○	○	○		:		○	○	○	
:		○	○	○		:		○	○	○	
:		○	○	○		:		○	○	○	
:		○	○	○		:		○	○	○	
:		○	○	○		:		○	○	○	
:		○	○	○		:		○	○	○	
:		○	○	○		:		○	○	○	
:		○	○	○		:		○	○	○	
:		○	○	○		:		○	○	○	

Baby Care Log

diaper log   date _____   sleep log

TIME	AM/PM	PEE	POO	NOTES
:		○	○	
:		○	○	
:		○	○	
:		○	○	
:		○	○	
:		○	○	
:		○	○	
:		○	○	
:		○	○	
:		○	○	
:		○	○	
:		○	○	
:		○	○	
:		○	○	
:		○	○	
:		○	○	

TIME	AM/PM	LENGTH
:		
:		
:		
:		
:		
:		
:		
:		
:		
:		
:		

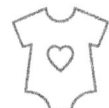

tummy time

○ ○ ○ ○ ○

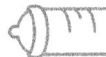 feeding log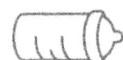

TIME	AM/PM	L	R	B	AMOUNT	TIME	AM/PM	L	R	B	AMOUNT
:		○	○	○		:		○	○	○	
:		○	○	○		:		○	○	○	
:		○	○	○		:		○	○	○	
:		○	○	○		:		○	○	○	
:		○	○	○		:		○	○	○	
:		○	○	○		:		○	○	○	
:		○	○	○		:		○	○	○	
:		○	○	○		:		○	○	○	
:		○	○	○		:		○	○	○	
:		○	○	○		:		○	○	○	
:		○	○	○		:		○	○	○	

Baby Care Log

diaper log date _____ sleep log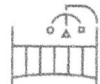

TIME	AM/PM	PEE	POO	NOTES
:		○	○	
:		○	○	
:		○	○	
:		○	○	
:		○	○	
:		○	○	
:		○	○	
:		○	○	
:		○	○	
:		○	○	
:		○	○	
:		○	○	
:		○	○	
:		○	○	
:		○	○	
:		○	○	

TIME	AM/PM	LENGTH
:		
:		
:		
:		
:		
:		
:		
:		
:		
:		
:		
:		

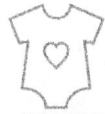 tummy time

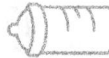 feeding log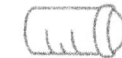

TIME	AM/PM	L	R	B	AMOUNT	TIME	AM/PM	L	R	B	AMOUNT
:		○	○	○		:		○	○	○	
:		○	○	○		:		○	○	○	
:		○	○	○		:		○	○	○	
:		○	○	○		:		○	○	○	
:		○	○	○		:		○	○	○	
:		○	○	○		:		○	○	○	
:		○	○	○		:		○	○	○	
:		○	○	○		:		○	○	○	
:		○	○	○		:		○	○	○	
:		○	○	○		:		○	○	○	
:		○	○	○		:		○	○	○	

Baby Care Log

diaper log   date _____   sleep log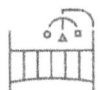

TIME	AM/PM	PEE	POO	NOTES
:		○	○	
:		○	○	
:		○	○	
:		○	○	
:		○	○	
:		○	○	
:		○	○	
:		○	○	
:		○	○	
:		○	○	
:		○	○	
:		○	○	
:		○	○	
:		○	○	
:		○	○	

TIME	AM/PM	LENGTH
:		
:		
:		
:		
:		
:		
:		
:		
:		
:		
:		
:		

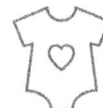 tummy time

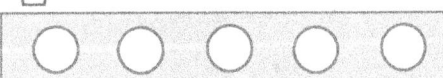

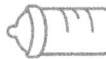 feeding log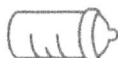

TIME	AM/PM	L	R	B	AMOUNT	TIME	AM/PM	L	R	B	AMOUNT
:		○	○	○		:		○	○	○	
:		○	○	○		:		○	○	○	
:		○	○	○		:		○	○	○	
:		○	○	○		:		○	○	○	
:		○	○	○		:		○	○	○	
:		○	○	○		:		○	○	○	
:		○	○	○		:		○	○	○	
:		○	○	○		:		○	○	○	
:		○	○	○		:		○	○	○	
:		○	○	○		:		○	○	○	
:		○	○	○		:		○	○	○	

Baby Care Log

diaper log   date _____ sleep log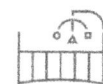

TIME	AM/PM	PEE	POO	NOTES
:		○	○	
:		○	○	
:		○	○	
:		○	○	
:		○	○	
:		○	○	
:		○	○	
:		○	○	
:		○	○	
:		○	○	
:		○	○	
:		○	○	
:		○	○	
:		○	○	
:		○	○	

TIME	AM/PM	LENGTH
:		
:		
:		
:		
:		
:		
:		
:		
:		
:		
:		

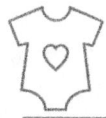 **tummy time**

○ ○ ○ ○ ○

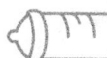 feeding log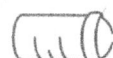

TIME	AM/PM	L	R	B	AMOUNT	TIME	AM/PM	L	R	B	AMOUNT
:		○	○	○		:		○	○	○	
:		○	○	○		:		○	○	○	
:		○	○	○		:		○	○	○	
:		○	○	○		:		○	○	○	
:		○	○	○		:		○	○	○	
:		○	○	○		:		○	○	○	
:		○	○	○		:		○	○	○	
:		○	○	○		:		○	○	○	
:		○	○	○		:		○	○	○	
:		○	○	○		:		○	○	○	
:		○	○	○		:		○	○	○	

Baby Care Log

diaper log   date _____   sleep log

TIME	AM/PM	PEE	POO	NOTES
:		○	○	
:		○	○	
:		○	○	
:		○	○	
:		○	○	
:		○	○	
:		○	○	
:		○	○	
:		○	○	
:		○	○	
:		○	○	
:		○	○	
:		○	○	
:		○	○	
:		○	○	

TIME	AM/PM	LENGTH
:		
:		
:		
:		
:		
:		
:		
:		
:		
:		

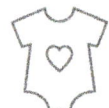 tummy time

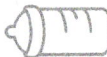 feeding log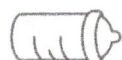

TIME	AM/PM	L	R	B	AMOUNT	TIME	AM/PM	L	R	B	AMOUNT
:		○	○	○		:		○	○	○	
:		○	○	○		:		○	○	○	
:		○	○	○		:		○	○	○	
:		○	○	○		:		○	○	○	
:		○	○	○		:		○	○	○	
:		○	○	○		:		○	○	○	
:		○	○	○		:		○	○	○	
:		○	○	○		:		○	○	○	
:		○	○	○		:		○	○	○	
:		○	○	○		:		○	○	○	
:		○	○	○		:		○	○	○	

Baby Care Log

diaper log date _____ sleep log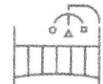

TIME	AM/PM	PEE	POO	NOTES
:		○	○	
:		○	○	
:		○	○	
:		○	○	
:		○	○	
:		○	○	
:		○	○	
:		○	○	
:		○	○	
:		○	○	
:		○	○	
:		○	○	
:		○	○	
:		○	○	
:		○	○	

TIME	AM/PM	LENGTH
:		
:		
:		
:		
:		
:		
:		
:		
:		
:		
:		

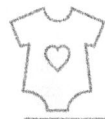 tummy time
○ ○ ○ ○ ○

feeding log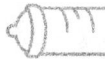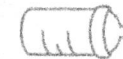

TIME	AM/PM	L	R	B	AMOUNT	TIME	AM/PM	L	R	B	AMOUNT
:		○	○	○		:		○	○	○	
:		○	○	○		:		○	○	○	
:		○	○	○		:		○	○	○	
:		○	○	○		:		○	○	○	
:		○	○	○		:		○	○	○	
:		○	○	○		:		○	○	○	
:		○	○	○		:		○	○	○	
:		○	○	○		:		○	○	○	
:		○	○	○		:		○	○	○	
:		○	○	○		:		○	○	○	

Baby Care Log

diaper log date _____ sleep log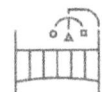

TIME	AM/PM	PEE	POO	NOTES
:		○	○	
:		○	○	
:		○	○	
:		○	○	
:		○	○	
:		○	○	
:		○	○	
:		○	○	
:		○	○	
:		○	○	
:		○	○	
:		○	○	
:		○	○	
:		○	○	
:		○	○	

TIME	AM/PM	LENGTH
:		
:		
:		
:		
:		
:		
:		
:		
:		
:		

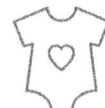 tummy time

○ ○ ○ ○ ○

feeding log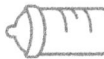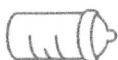

TIME	AM/PM	L	R	B	AMOUNT	TIME	AM/PM	L	R	B	AMOUNT
:		○	○	○		:		○	○	○	
:		○	○	○		:		○	○	○	
:		○	○	○		:		○	○	○	
:		○	○	○		:		○	○	○	
:		○	○	○		:		○	○	○	
:		○	○	○		:		○	○	○	
:		○	○	○		:		○	○	○	
:		○	○	○		:		○	○	○	
:		○	○	○		:		○	○	○	
:		○	○	○		:		○	○	○	
:		○	○	○		:		○	○	○	
:		○	○	○		:		○	○	○	

Baby Care Log

diaper log   **date** _____   **sleep log**

TIME	AM/PM	PEE	POO	NOTES
:		○	○	
:		○	○	
:		○	○	
:		○	○	
:		○	○	
:		○	○	
:		○	○	
:		○	○	
:		○	○	
:		○	○	
:		○	○	
:		○	○	
:		○	○	
:		○	○	
:		○	○	
:		○	○	

TIME	AM/PM	LENGTH
:		
:		
:		
:		
:		
:		
:		
:		
:		
:		
:		

tummy time

○ ○ ○ ○ ○

feeding log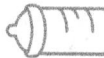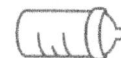

TIME	AM/PM	L	R	B	AMOUNT	TIME	AM/PM	L	R	B	AMOUNT
:		○	○	○		:		○	○	○	
:		○	○	○		:		○	○	○	
:		○	○	○		:		○	○	○	
:		○	○	○		:		○	○	○	
:		○	○	○		:		○	○	○	
:		○	○	○		:		○	○	○	
:		○	○	○		:		○	○	○	
:		○	○	○		:		○	○	○	
:		○	○	○		:		○	○	○	
:		○	○	○		:		○	○	○	
:		○	○	○		:		○	○	○	

Baby Care Log

diaper log   date _____   sleep log

TIME	AM/PM	PEE	POO	NOTES
:		○	○	
:		○	○	
:		○	○	
:		○	○	
:		○	○	
:		○	○	
:		○	○	
:		○	○	
:		○	○	
:		○	○	
:		○	○	
:		○	○	
:		○	○	
:		○	○	
:		○	○	

TIME	AM/PM	LENGTH
:		
:		
:		
:		
:		
:		
:		
:		
:		
:		
:		

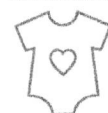

tummy time

○ ○ ○ ○ ○

feeding log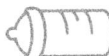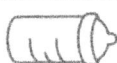

TIME	AM/PM	L	R	B	AMOUNT	TIME	AM/PM	L	R	B	AMOUNT
:		○	○	○		:		○	○	○	
:		○	○	○		:		○	○	○	
:		○	○	○		:		○	○	○	
:		○	○	○		:		○	○	○	
:		○	○	○		:		○	○	○	
:		○	○	○		:		○	○	○	
:		○	○	○		:		○	○	○	
:		○	○	○		:		○	○	○	
:		○	○	○		:		○	○	○	
:		○	○	○		:		○	○	○	
:		○	○	○		:		○	○	○	

Baby Care Log

diaper log date _____ sleep log

TIME	AM/PM	PEE	POO	NOTES
:		○	○	
:		○	○	
:		○	○	
:		○	○	
:		○	○	
:		○	○	
:		○	○	
:		○	○	
:		○	○	
:		○	○	
:		○	○	
:		○	○	
:		○	○	
:		○	○	
:		○	○	

TIME	AM/PM	LENGTH
:		
:		
:		
:		
:		
:		
:		
:		
:		
:		
:		

tummy time

○ ○ ○ ○ ○

feeding log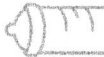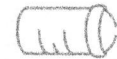

TIME	AM/PM	L	R	B	AMOUNT	TIME	AM/PM	L	R	B	AMOUNT
:		○	○	○		:		○	○	○	
:		○	○	○		:		○	○	○	
:		○	○	○		:		○	○	○	
:		○	○	○		:		○	○	○	
:		○	○	○		:		○	○	○	
:		○	○	○		:		○	○	○	
:		○	○	○		:		○	○	○	
:		○	○	○		:		○	○	○	
:		○	○	○		:		○	○	○	
:		○	○	○		:		○	○	○	
:		○	○	○		:		○	○	○	

Baby Care Log

diaper log   date _____   sleep log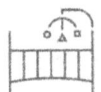

TIME	AM/PM	PEE	POO	NOTES
:		○	○	
:		○	○	
:		○	○	
:		○	○	
:		○	○	
:		○	○	
:		○	○	
:		○	○	
:		○	○	
:		○	○	
:		○	○	
:		○	○	
:		○	○	
:		○	○	
:		○	○	
:		○	○	

TIME	AM/PM	LENGTH
:		
:		
:		
:		
:		
:		
:		
:		
:		
:		
:		
:		

tummy time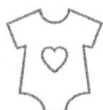

○ ○ ○ ○ ○

feeding log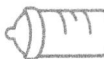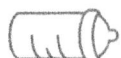

TIME	AM/PM	L	R	B	AMOUNT	TIME	AM/PM	L	R	B	AMOUNT
:		○	○	○		:		○	○	○	
:		○	○	○		:		○	○	○	
:		○	○	○		:		○	○	○	
:		○	○	○		:		○	○	○	
:		○	○	○		:		○	○	○	
:		○	○	○		:		○	○	○	
:		○	○	○		:		○	○	○	
:		○	○	○		:		○	○	○	
:		○	○	○		:		○	○	○	
:		○	○	○		:		○	○	○	
:		○	○	○		:		○	○	○	
:		○	○	○		:		○	○	○	

Take Care of Yourself

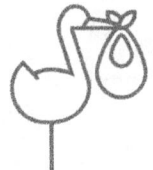 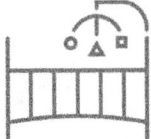 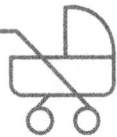

Mom's Self Care

date _____

morning	afternoon	evening
☐	☐	☐
☐	☐	☐
☐	☐	☐
☐	☐	☐
☐	☐	☐

MIND	BODY	SOUL

date _____

morning	afternoon	evening
☐	☐	☐
☐	☐	☐
☐	☐	☐
☐	☐	☐
☐	☐	☐

MIND	BODY	SOUL

Mom's Self Care

date _____

morning	afternoon	evening
☐	☐	☐
☐	☐	☐
☐	☐	☐
☐	☐	☐
☐	☐	☐

MIND	BODY	SOUL

date _____

morning	afternoon	evening
☐	☐	☐
☐	☐	☐
☐	☐	☐
☐	☐	☐
☐	☐	☐

MIND	BODY	SOUL

Mom's Self Care

date _____

morning	afternoon	evening
☐	☐	☐
☐	☐	☐
☐	☐	☐
☐	☐	☐
☐	☐	☐

MIND	BODY	SOUL

date _____

morning	afternoon	evening
☐	☐	☐
☐	☐	☐
☐	☐	☐
☐	☐	☐
☐	☐	☐

MIND	BODY	SOUL

Mom's Self Care

date _____

morning	afternoon	evening
☐	☐	☐
☐	☐	☐
☐	☐	☐
☐	☐	☐
☐	☐	☐

MIND	BODY	SOUL

date _____

morning	afternoon	evening
☐	☐	☐
☐	☐	☐
☐	☐	☐
☐	☐	☐
☐	☐	☐

MIND	BODY	SOUL

Mom's Self Care

date _____

morning	afternoon	evening
☐	☐	☐
☐	☐	☐
☐	☐	☐
☐	☐	☐
☐	☐	☐

MIND	BODY	SOUL

date _____

morning	afternoon	evening
☐	☐	☐
☐	☐	☐
☐	☐	☐
☐	☐	☐
☐	☐	☐

MIND	BODY	SOUL

Mom's Self Care

date _____

morning	afternoon	evening
☐	☐	☐
☐	☐	☐
☐	☐	☐
☐	☐	☐
☐	☐	☐

MIND	BODY	SOUL

date _____

morning	afternoon	evening
☐	☐	☐
☐	☐	☐
☐	☐	☐
☐	☐	☐
☐	☐	☐

MIND	BODY	SOUL

Mom's Self Care

date _____

morning	afternoon	evening
☐	☐	☐
☐	☐	☐
☐	☐	☐
☐	☐	☐
☐	☐	☐

MIND	BODY	SOUL

date _____

morning	afternoon	evening
☐	☐	☐
☐	☐	☐
☐	☐	☐
☐	☐	☐
☐	☐	☐

MIND	BODY	SOUL

Mom's Self Care

date _____

morning	afternoon	evening
☐	☐	☐
☐	☐	☐
☐	☐	☐
☐	☐	☐
☐	☐	☐

MIND	BODY	SOUL

date _____

morning	afternoon	evening
☐	☐	☐
☐	☐	☐
☐	☐	☐
☐	☐	☐
☐	☐	☐

MIND	BODY	SOUL

Mom's Self Care

date _____

morning	afternoon	evening
☐	☐	☐
☐	☐	☐
☐	☐	☐
☐	☐	☐
☐	☐	☐

MIND	BODY	SOUL

date _____

morning	afternoon	evening
☐	☐	☐
☐	☐	☐
☐	☐	☐
☐	☐	☐
☐	☐	☐

MIND	BODY	SOUL

Mom's Self Care

date ____

morning	afternoon	evening
☐	☐	☐
☐	☐	☐
☐	☐	☐
☐	☐	☐
☐	☐	☐

MIND	BODY	SOUL

date ____

morning	afternoon	evening
☐	☐	☐
☐	☐	☐
☐	☐	☐
☐	☐	☐
☐	☐	☐

MIND	BODY	SOUL

Mom's Self Care

date _____

morning	afternoon	evening
☐	☐	☐
☐	☐	☐
☐	☐	☐
☐	☐	☐
☐	☐	☐

MIND	BODY	SOUL

date _____

morning	afternoon	evening
☐	☐	☐
☐	☐	☐
☐	☐	☐
☐	☐	☐
☐	☐	☐

MIND	BODY	SOUL

Mom's Self Care

date _____

morning	afternoon	evening
☐	☐	☐
☐	☐	☐
☐	☐	☐
☐	☐	☐
☐	☐	☐

MIND	BODY	SOUL

date _____

morning	afternoon	evening
☐	☐	☐
☐	☐	☐
☐	☐	☐
☐	☐	☐
☐	☐	☐

MIND	BODY	SOUL

Mom's Self Care

date _____

morning	afternoon	evening
☐	☐	☐
☐	☐	☐
☐	☐	☐
☐	☐	☐
☐	☐	☐

MIND	BODY	SOUL

date _____

morning	afternoon	evening
☐	☐	☐
☐	☐	☐
☐	☐	☐
☐	☐	☐
☐	☐	☐

MIND	BODY	SOUL

Mom's Self Care

date _____

morning	afternoon	evening
☐	☐	☐
☐	☐	☐
☐	☐	☐
☐	☐	☐
☐	☐	☐

MIND	BODY	SOUL

date _____

morning	afternoon	evening
☐	☐	☐
☐	☐	☐
☐	☐	☐
☐	☐	☐
☐	☐	☐

MIND	BODY	SOUL

Mom's Self Care

date _____

morning	afternoon	evening
☐	☐	☐
☐	☐	☐
☐	☐	☐
☐	☐	☐
☐	☐	☐

MIND	BODY	SOUL

date _____

morning	afternoon	evening
☐	☐	☐
☐	☐	☐
☐	☐	☐
☐	☐	☐
☐	☐	☐

MIND	BODY	SOUL

Mom's Self Care

date _____

morning	afternoon	evening
☐	☐	☐
☐	☐	☐
☐	☐	☐
☐	☐	☐
☐	☐	☐

MIND	BODY	SOUL

date _____

morning	afternoon	evening
☐	☐	☐
☐	☐	☐
☐	☐	☐
☐	☐	☐
☐	☐	☐

MIND	BODY	SOUL

Mom's Self Care

date _____

morning	afternoon	evening
☐	☐	☐
☐	☐	☐
☐	☐	☐
☐	☐	☐
☐	☐	☐

MIND	BODY	SOUL

date _____

morning	afternoon	evening
☐	☐	☐
☐	☐	☐
☐	☐	☐
☐	☐	☐
☐	☐	☐

MIND	BODY	SOUL

Mom's Self Care

date _____

morning	afternoon	evening
☐	☐	☐
☐	☐	☐
☐	☐	☐
☐	☐	☐
☐	☐	☐

MIND	BODY	SOUL

date _____

morning	afternoon	evening
☐	☐	☐
☐	☐	☐
☐	☐	☐
☐	☐	☐
☐	☐	☐

MIND	BODY	SOUL

Mom's Self Care

date _____

morning	afternoon	evening
☐	☐	☐
☐	☐	☐
☐	☐	☐
☐	☐	☐
☐	☐	☐

MIND	BODY	SOUL

date _____

morning	afternoon	evening
☐	☐	☐
☐	☐	☐
☐	☐	☐
☐	☐	☐
☐	☐	☐

MIND	BODY	SOUL

Mom's Self Care

date _____

morning	afternoon	evening
☐	☐	☐
☐	☐	☐
☐	☐	☐
☐	☐	☐
☐	☐	☐

MIND	BODY	SOUL

date _____

morning	afternoon	evening
☐	☐	☐
☐	☐	☐
☐	☐	☐
☐	☐	☐
☐	☐	☐

MIND	BODY	SOUL

Mom's Self Care

date _____

morning	afternoon	evening
☐	☐	☐
☐	☐	☐
☐	☐	☐
☐	☐	☐
☐	☐	☐

MIND	BODY	SOUL

date _____

morning	afternoon	evening
☐	☐	☐
☐	☐	☐
☐	☐	☐
☐	☐	☐
☐	☐	☐

MIND	BODY	SOUL

Mom's Self Care

date _____

morning	afternoon	evening
☐	☐	☐
☐	☐	☐
☐	☐	☐
☐	☐	☐
☐	☐	☐

MIND	BODY	SOUL

date _____

morning	afternoon	evening
☐	☐	☐
☐	☐	☐
☐	☐	☐
☐	☐	☐
☐	☐	☐

MIND	BODY	SOUL

Mom's Self Care

date _____

morning	afternoon	evening
☐	☐	☐
☐	☐	☐
☐	☐	☐
☐	☐	☐
☐	☐	☐

MIND	BODY	SOUL

date _____

morning	afternoon	evening
☐	☐	☐
☐	☐	☐
☐	☐	☐
☐	☐	☐
☐	☐	☐

MIND	BODY	SOUL

Mom's Self Care

date _____

morning	afternoon	evening
☐	☐	☐
☐	☐	☐
☐	☐	☐
☐	☐	☐
☐	☐	☐

MIND	BODY	SOUL

date _____

morning	afternoon	evening
☐	☐	☐
☐	☐	☐
☐	☐	☐
☐	☐	☐
☐	☐	☐

MIND	BODY	SOUL

Mom's Self Care

date _____

morning	afternoon	evening
☐	☐	☐
☐	☐	☐
☐	☐	☐
☐	☐	☐
☐	☐	☐

MIND	BODY	SOUL

date _____

morning	afternoon	evening
☐	☐	☐
☐	☐	☐
☐	☐	☐
☐	☐	☐
☐	☐	☐

MIND	BODY	SOUL

Mom's Self Care

date _____

morning	afternoon	evening
☐	☐	☐
☐	☐	☐
☐	☐	☐
☐	☐	☐
☐	☐	☐

MIND	BODY	SOUL

date _____

morning	afternoon	evening
☐	☐	☐
☐	☐	☐
☐	☐	☐
☐	☐	☐
☐	☐	☐

MIND	BODY	SOUL

Mom's Self Care

date _____

morning	afternoon	evening
☐	☐	☐
☐	☐	☐
☐	☐	☐
☐	☐	☐
☐	☐	☐

MIND	BODY	SOUL

date _____

morning	afternoon	evening
☐	☐	☐
☐	☐	☐
☐	☐	☐
☐	☐	☐
☐	☐	☐

MIND	BODY	SOUL

Mom's Self Care

date _____

morning	afternoon	evening
☐	☐	☐
☐	☐	☐
☐	☐	☐
☐	☐	☐
☐	☐	☐

MIND	BODY	SOUL

date _____

morning	afternoon	evening
☐	☐	☐
☐	☐	☐
☐	☐	☐
☐	☐	☐
☐	☐	☐

MIND	BODY	SOUL

Mom's Self Care

date _____

morning	afternoon	evening
☐	☐	☐
☐	☐	☐
☐	☐	☐
☐	☐	☐
☐	☐	☐

MIND	BODY	SOUL

date _____

morning	afternoon	evening
☐	☐	☐
☐	☐	☐
☐	☐	☐
☐	☐	☐
☐	☐	☐

MIND	BODY	SOUL

Mom's Self Care

date _____

morning	afternoon	evening
☐	☐	☐
☐	☐	☐
☐	☐	☐
☐	☐	☐
☐	☐	☐

MIND	BODY	SOUL

date _____

morning	afternoon	evening
☐	☐	☐
☐	☐	☐
☐	☐	☐
☐	☐	☐
☐	☐	☐

MIND	BODY	SOUL

Mom's Self Care

date _____

morning	afternoon	evening
☐	☐	☐
☐	☐	☐
☐	☐	☐
☐	☐	☐
☐	☐	☐

MIND	BODY	SOUL

date _____

morning	afternoon	evening
☐	☐	☐
☐	☐	☐
☐	☐	☐
☐	☐	☐
☐	☐	☐

MIND	BODY	SOUL

www.ingramcontent.com/pod-product-compliance
Lightning Source LLC
Chambersburg PA
CBHW080216040426
42333CB00044B/2702